PROPAGANDE

DE

L'ART DE GUÉRIR

EN FRANCE

SELON HAHNEMANN

PAR

Vincent-de-Paul GABORIAU

Médecin homœopathe

Membre de la Société Médicale Homœopathique de France, etc.

Non abscondi veritatem.

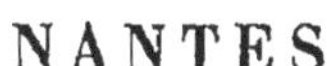

NANTES

IMPRIMERIE M. BOURGEOIS,

Rue du Pas-Périlleux, 10.

1863.

Dédié aux Médecins

qui pratiquent la doctrine de Hahnemann

et aux amis de l'Homœopathie.

PROPAGANDE

DE

L'ART DE GUÉRIR EN FRANCE

SELON HAHNEMANN.

———◆◇◆———

I.

Cher et bienveillant lecteur,

Pendant une grave maladie (1), où l'on me proposait les secours de la *chirurgie* comme la dernière ressource, je m'écriais, dans la violence de mes douleurs : Science déviée, tu as tout obscurci ! J'avais foi dans la médication purement interne que je suivais, dans l'Homœopathie. La guérison sans le fer ni le feu qui fut le résultat de

(1) Un énorme anthrax à la nuque avec congestion au cerveau. (Aconit, 6ᵉ; belladone, 3ᵉ, 6ᵉ; silice, 12ᵉ dilution ont été adminis-. trés à petites doses. --- Le quinquina, 3ᵉ, 6ᵉ, 12ᵉ, pris pendant la convalescence, a complété le traitement.)

ce traitement, Dieu et la nature aidant, m'a prouvé que j'avais raison de croire et d'espérer.

Aujourd'hui, je suis heureux de constater et de proclamer les progrès de cette doctrine.

Déjà et depuis longtemps des hommes éminents ont pris la tâche à cœur, et la foi, l'amour du vrai, du souverainement utile l'ont emporté et ont vaincu les résistances. Le jour s'est fait dans les ténèbres, et ceux qui ne sont pas matérialisés dans la chair l'ont reçu. Les autres ne l'ont pas encore compris ; mais le temps approche où la lumière que l'on voit poindre à l'horizon, comme l'aube d'un grand jour, d'un jour solennel, dissipera les épaisses ténèbres dont ils s'environnent. Heureux le médecin et le malade qui reçoivent le rayon de cette lumière et qui suivent la bonne voie : l'un sera béni, l'autre vivra de longues années.

Rien n'a manqué à l'action généreuse et propagatrice de l'apôtre, si ce n'est les encouragements du pouvoir (1), dont il n'avait pas besoin. Les immortels travaux d'un nouvel Hippocrate et de ses disciples qui, à son exemple, savent si bien harmoniser la pratique médi-

______

(1) Le gouvernement n'est point hostile à l'homœopathie ; mais le corps médical officiel en est le plus puissant antagoniste.

cale avec les principes, se sont répandus dans le monde depuis un demi-siècle. De grandes choses se sont accomplies. Les populations en ont été émues et les pharisiens de la médecine ont eu peur; car la voix puissante des malades guéris, nonobstant leur condamnation à mort, a éclaté en expressions de reconnaissance. De savants et consciencieux écrits ont consigné ces miracles, pour en transmettre le souvenir à la postérité.

Un partisan de la *Vérité en Médecine* (1) me disait naguère en s'alarmant de nous voir si peu nombreux en cette ville : Les homœopathes meurent chaque jour, et je ne vois personne venir s'ajouter à vos rangs ! — Mon brave ami, lui ai-je répondu, ne vous tourmentez pas à notre endroit; si la génération actuelle des médecins homœopathes devait s'éteindre sans postérité, il naîtrait de la cendre de ces hommes une nouvelle génération d'homœopathes purs..... Si, par hypothèse, aucun médecin dans ce moment ne pratiquait l'homœopathie, il se trouverait encore un homme en France qui aurait

(1) Expression empruntée à notre maître et bienfaiteur, le docteur Perrussel, qui a eu l'heureuse idée, dans un but de propagande, de publier plusieurs bons ouvrages ayant pour titre : La Vérité en Médecine.

le courage de lire Hahnemann., et tout serait sauvé..... La vérité est immortelle!

La pratique de l'art ne suffit pas, nous le savons tous, pour alimenter le foyer sacré et pour propager au près comme au loin la semence de vérité.

Pensez-vous que je vienne proposer, comme on l'a déjà fait, la demande collective et motivée de l'introduction de l'Homœopathie dans ces maisons monumentales, édifiées à grands frais avec les centimes de l'Etat et des citoyens, où les malades reçoivent en commun des soins charitables? Conseillerai-je à la plus pure des doctrines médicales l'aspiration vers les honneurs de l'enseignement officiel et salarié? Hélas! cher lecteur, que le bien pour s'accomplir éprouve un long et laborieux enfantement. Ne désirons pas trop en ce moment pour l'exercice de notre art, pour l'application de nos principes, les tristes lieux où l'on entassait jadis les douleurs de la chair humaine, quel que soit le degré de considération et d'honorabilité dont jouissent les hommes qui les dirigent et qui les suivent souvent avec un admirable dévouement.

Notre hôpital, c'est la rue toute entière; c'est le quartier, quand règne l'épidémie; c'est la ville, la commune, c'est tout un pays; notre clientèle, c'est aussi nos dispensaires gratuits. Les malades ne viennent pas là par contrainte : quand ils se traînent et quand ils accourent chez nous, ils ne redoutent pas, pour arriver à guérison, les tortures de la barbarie d'un autre temps, que l'application de la loi de similitude a rendues inutiles.

Quant à la chaire officielle, tant briguée ailleurs, pourquoi la solliciterions-nous pour les plus méritants, en face d'une opposition haineuse, implacable. Attendons de la justice des siècles une élévation dont peuvent se passer une grande vérité et un grand mérite.

Nous sommes les enfants de l'église militante : nos armes sont la foi dans l'œuvre, le dévouement à la cause, la persévérance dans la voie, la bienfaisance pour tous, l'oubli de l'injustice, le sacrifice enfin. L'enseignement libre et la pratique libre de *notre art* ne craignent pas le contrôle, ils défient la comparaison ; ils ont pour juges, les malades et les populations qui les entourent et qui mettent les résultats en parallèle, sans s'embarrasser des vains raisonnements d'une science fausse autant qu'impuissante.

C'est ainsi que quelques praticiens des anciens errements, agités par le doute et découragés par les déceptions sanglantes d'une médication à laquelle ils croient avoir accordé trop de confiance, arrivent à nous, étudient nos maximes, entrent dans nos rangs et n'en sortent plus.

En passant, je vais vous dire un fait dont la physionomie vous est connue et qui caractérise notre situation vis-à-vis le corps médical et le public censé. Un jour, quelqu'un s'avisa, devant un *allopathe* et plusieurs autres personnes de raconter l'histoire circonstanciée d'une guérison, désespérée au dire des médecins ordinaires, et obtenue à l'aide de l'Homœopathie. Le docteur se mit alors à argumenter longuement sur le cas et il finit sa harangue en disant : « Je connais l'Homœopathie, » je l'ai étudiée à fond : c'est une pure fiction. J'ai trop » de *conscience* pour en user. La guérison que l'on » vient de raconter est le résultat d'une *crise de la* » *nature*. Les homœopathes qui voudraient la revendi- » quer à leur profit sont des *charlatans*. » Une personne présente lui fit cette observation judicieuse : « Monsieur le docteur, tout en traitant les homœopathes de cette façon, vous reconnaissez que la *nature* est de leur côté; car ces faits, que vous ne pouvez nier, se produisent fréquemment. » Sur ce, le docteur disparut.

Voilà, bienveillant lecteur, le spectacle sommaire qu'offre le pays où l'Homœopathie est exercée dans toute sa pureté par un praticien convaincu, et nous en comptons un bon nombre en France.

II.

Chacun de nous contribue à sa manière et dans la mesure de son zèle et de son talent, à l'accomplissement et à la perpétuation de l'œuvre salutaire qui touche à l'un des besoins les plus impérieux de l'humanité. Les clients, les malades guéris et ceux même dont les souffrances ont été adoucies, frappés de la sage économie homœopathique, de sa simplicité, de sa vérité, et mus par un sentiment de reconnaissance qui les honore, se font souvent les ardents propagateurs de la doctrine. Ce témoignage est d'autant plus précieux pour nous et d'autant plus puissant en faveur de notre vérité, qu'il est la conséquence désintéressée d'une conviction confirmée par les faits. Mais que peut faire une aussi intéressante propagande sans le médecin?

Le modeste praticien homœopathe qui parcourt sans éclat son utile carrière, remplit aussi la mission de propagateur et d'apôtre. L'application pure et simple qu'il fait des meilleurs moyens de guérison chez de timides malades, ne peut manquer de lui valoir d'encourageants succès. De la sorte, il implante dans les familles, au milieu des populations pour lesquelles il se dévoue, la

connaissance d'un procédé nouveau qui_brave les déce-
vants préjugés que l'on caresse encore.

Nous reconnaissons que trop étroite est la sphère
d'un exercice devenu si nécessaire. La vie du médecin,
quelque prolongée qu'elle soit, a son terme, et dans les
conditions ordinaires l'influence de son action isolée ne
s'étend guère au-delà. S'il a donné de vive voix quelques conseils, quelques formules, quelques principes
excellents, pour les faire passer comme une tradition aux
enfants et aux petits-enfants dans la famille, ne serait-
il pas à craindre que le temps, dans l'absence du médecin,
ne rendît infructueux ces enseignements intimes ?
Encore pourraient-ils échapper à la malfaisance de
l'ivraie semée par l'ennemi ? Car alors, et jusqu'au jour
de la renaissance, il n'en resterait, peut-être, comme
vestige, qu'un vague souvenir et un regret.

Je pourrais citer ici des existences médicales aussi
honorablement utiles et plus riches en promesses
d'avenir, et nous aurions sous les yeux des types de
tous les genres de propagande homœopathique. Pour
cela même il me suffirait de raconter l'histoire de
Hahnemann, si fidèlement et si éloquemment écrite
par plusieurs de ses fervents disciples ; mais j'ai
posé des limites à ma tâche et je poursuis notre
idée.

Dans les grands centres de population où se trouvent des médecins pratiquant la doctrine hahnemannienne, des *dispensaires* sont établis. Les malades indigents ou peu aisés, les travailleurs viennent sans entrave à cette source qui coule sans ostentation, puiser des conseils hygiéniques et quérir de prompts remèdes qui les guérissent, en ménageant un temps précieux et des forces si nécessaires que quelquefois l'existence de toute une famille en dépend. C'est à cette école de bienfaisance que les praticiens ennemis de l'Homœopathie pourraient s'éclairer, si, avec des intentions droites et désintéressées, ils voulaient suivre pendant un an ces dispensaires. La vérité se ferait jour et bien des préventions tomberaient.

Ce n'est point le lieu d'exposer les avantages que peuvent retirer de tels établissements les hôpitaux, les bureaux de bienfaisance et autres, fonctionnant aux frais du budget et de l'assistance publique, qui n'ont pas à supporter la charge de la plupart de ces malades, dont ils seraient encombrés. S'il fallait élargir la sphère des appréciations et ne pas m'écarter du chemin, je le pourrais facilement, le sujet se prête à des considérations d'un ordre plus élevé. Un cœur bat sous les haillons du pauvre à qui nous donnons des soins gratuits, et quand le vice, résultat trop fréquent ou cause trop générale de l'affreuse misère, n'a point effacé chez lui le souvenir du bienfait, la manifestation de sa gratitude est une prière efficace au bénéfice de notre cause. La reconnaissance est la bénédiction de la terre. L'ingratitude, en augmentant le mérite du bienfaiteur, est son plus beau titre à la faveur du ciel. Faisons le bien, toujours et quand même.

La diffusion des vérités utiles appartient à tous : en médecine, elle est spécialement le propre des hommes de science et des praticiens. De chaque élément constitutif de la vraie Homœopathie jaillit une lumière ; seuls, les aveugles volontaires ne la voient pas. C'est pour écarter le voile obscur que se forment des réunions savantes appelées congrès, académies, etc.

Les congrès homœopathiques ont une grande portée. Composés d'hommes d'élite, pour la plupart délégués des sociétés savantes, ils représentent l'école ; et, en la résumant, ils répandent une clarté féconde sur les questions litigieuses et de toutes sortes, du domaine de notre art. Comme la parole tombe de haut dans ces assemblées scientifiques, elle a un immense retentissement et produit dans l'opinion publique une impression vive et salutaire qui profite davantage à la contrée, au pays privilégié où siége le corps savant. On regrette la courte durée de ces réunions, dont l'organisation rencontre tant de difficultés, réunions qui ne peuvent s'effectuer qu'à de longs intervalles de temps et de lieux.

Les sociétés permanentes ou *académies* homœopathiques, pour avoir moins d'éclat que les congrès, n'en sont pas moins profitables ; elles remplissent la même mission et poursuivent le même but. Les intérêts les plus chers de la cause leur sont confiés : assisses sur des bases plus larges, elles entretiennent et resserrent les liens de la confraternité ; elles encouragent l'apostolat et répandent dans le monde la connaissance de la Doctrine, en multipliant les adhérents et les prosélytes. Elles sont un stimulant du travail et des recherches utiles ; elles élaborent dans le calme de l'étude et dans la patience du temps les grandes et sérieuses questions qui doivent être mises au jour. Entrant avec un soin scrupuleux dans les détails de l'expérimentation pure et de la pratique quotidienne, elles recueillent d'intéressantes observations, qui, soumises à l'examen de tous, profitent à tous, comme un enseignement, comme une émanation de la loi des semblables. En un mot, leur action commune est une puissance et un vaste flambeau, quand elle n'est pas troublée par le schisme désorganisateur.

Elles discutent, délibèrent et prennent une décision. Mais il ne leur est pas permis d'oublier qu'elles sont les gardiennes naturelles de la Doctrine du maître, les dépositaires de la saine tradition. Si parfois les opinions se heurtent, ce doit être pour dégager la lumière des ténèbres, pour émanciper la bonne cause et faire triompher la vérité. Le temple médical, édifié de matériaux d'une pure origine, est le seul qui soit digne de renfermer dans son enceinte l'Arche d'Alliance et les Tables de la Loi.

Nous voulons, cher lecteur, cette garantie, et c'est à ce caractère que nous reconnaissons la véritable Eglise.

Mais de tous les propagateurs, le plus libre, le plus apprécié, le plus solide, le plus élevé, le plus lumineux, le plus vaste, c'est la *Littérature*. Les paroles s'envolent au vent, les malades sont souvent oublieux, les congrès s'éloignent, les sociétés se divisent, les médecins meurent, le *Livre* reste. C'est la cloche coulée dans un moule laborieux et placée au sommet de l'édifice, résonnant au près, au loin, dans tout l'horizon, quel que soit le bras qui fait vibrer l'airain. En d'autres termes, le Livre est par excellence le monument de la communication et de l'expansion des idées, le testament de la science, l'immortalité du génie ; il a la propriété singulière de se multiplier à l'infini, l'heureux privilége de parcourir aisément les lointains espaces, en semant la parole écrite, et de survivre aux temps les plus reculés dans l'avenir. La littérature qui l'a enfanté est la langue variée de l'intuition, la seconde incarnation de la pensée, le chant d'amour et d'adoration, interprétant, résumant les œuvres et la pensée du Créateur.

Définir la littérature, ce serait dire tout le bien qu'en peut retirer une cause juste et sainte.

III.

Si l'Homœopathie en France a ses médecins, ses malades, ses partisans, elle a aussi ses brochures, ses mémoires, ses journaux, ses livres, sa littérature. Dans les sciences comme dans les arts, dans la littérature comme dans la médecine, plus d'un homme considérable, suffisamment instruit par l'incontestable évidence des contradictions flagrantes, des erreurs homicides et de l'insuffisance de la thérapeutique magistrale et traditionnelle, s'est fait un devoir de prêter son loyal concours à la médecine des semblables et des infiniment petits.

Une nombreuse et pacifique phalange de praticiens, qui tous ont fait leurs preuves dans l'exercice de la médecine coutumière, disséminés sur divers points de l'Empire et fixés pour la plupart dans les grandes cités, au centre d'où rayonne la lumière, travaillent comme un seul homme à l'élargissement, à la propagation et à la consolidation de cette sublime doctrine médicale.

La vérité *nôtre*, semée dans le monde, n'ira plus aussi souvent se déposer dans les épines et sur les rochers stériles, elle tombera désormais sur la terre fertilisée par la rosée du ciel.

Chacun des moyens que nous venons d'exposer succinctement et d'une manière imparfaite, pris isolément nous paraît bien avoir son cachet d'intérêt, son mérite ; mais sagement combinés dans une association de volontés, d'efforts, de lumières convergeant vers le but désiré, tous ils constituent, comme l'exige le travail d'une grande création, une force, une puissance à laquelle, avec le temps, aucune autre force et aucune autre puissance ne pourront résister.

La bonne cause triomphera pour le bien de l'humanité. Nous l'espérons de nos communs labeurs, de la science éclairée et de la bonté de Dieu.

Nous nous étions proposé d'ajouter à cet opuscule une SECONDE PARTIE consacrée à l'historique de la propagande *étrangère*, ainsi qu'aux développements de notre doctrine, développements dans lesquels nous exposions son origine, sa loi, ses moyens et ses bienfaits ; mais les impérieuses exigences de notre pratique médicale ne nous ayant pas laissé le temps de mettre la dernière main à notre travail, nous avons dû en ajourner la publication.